LENA HOLFVE

PARASITFRI

UTMATTNINGSSKOLANS SERIE OM
FÖRGIFTNINGSRÖTTER

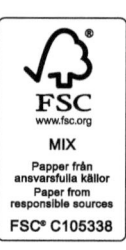

Parasitfri – Utmattningsskolans serie om förgiftningsrötter
© Lena Holfve 2018
ISBN: 9789177854142

Omslag: Manesh Gopalakrishnan,
www.capricorntechnologies.co.in

Förlag: BoD – Books on Demand Stockholm, Sverige
Tryck: BoD – Books on Demand Norderstedt, Tyskland

Av Lena Holfve tidigare utgivet:

Mögelförgiftad - Utmattningsskolans serie om förgiftningsrötter (2018) BoD – Books on Demand

Sömnlös - Utmattningsskolans del 2; Fri från sömnstörning! (2018) BoD – Books on Demand

Utmattad – Utmattningsskolan del 1: Fri från hjärndimma! (2017) BoD – Books on Demand

Botten Upp (2017) BoD – Books on Demand

Det händer aldrig mig (1997) Bilda Förlag

Är barn allt? (1992) Rabén&Sjögrens Bokförlag AB

Botten upp (1989) Rabén&Sjögrens Bokförlag AB

Utanför (1989) Rabén&Sjögrens Bokförlag AB

Könskriget (1988) Rabén&Sjögrens Bokförlag AB

Fyy 17! (1987) Rabén&Sjögrens Bokförlag AB

Mordet på Törnrosa (1985), Rabén&Sjögrens Bokförlag AB

Ett Södermalm som gör dig varm (1984), Swedmedia

Häktad på sagolika skäl (1984)
Rabén&Sjögrens Bokförlag AB

Älska lagom (1984)
Rabén&Sjögrens Bokförlag AB

Innehållsförteckning

FÖRORD

Utmattningsskolans första bok om rotorsaker till att man är "utmattad" är titlad "Mögelförgiftad". Mögel är en vanlig orsak eftersom Sverige, och hela Europa, har problem med fuktskadade hus.

En annan mycket vanlig orsak är parasitinfektioner, som jag själv hade. De förnekas i allmänhet helt i Sverige, och in absurdum. I USA förnekades parasiter[1] länge, men numera anger statliga organ att de är ett enormt stort hälsoproblem och att miljoner är infekterade.

Vi har haft medlemmar som har varit sjukskrivna i tio år, som nu är helt friska och som har återgått i arbete sedan de blivit av med parasiterna. Är man invaderad av parasiter, och får ut dem, blir man mycket snabbt återställd eftersom man själv får behålla energin från maten.

En UMS-medlem, som numera är ren, berättade att hennes psykiatriker hade skrivit i journalen: "Patienten tror att hon har parasiter." Hon sa mig att den anteckningen nog var ett kodord för "en riktigt galen kvinna" – den medicinska vårdpersonalen förändrades hör- och synbart på grund av den.

Det kan således vara svårt, för att inte säga omöjligt, att få hjälp av dagens vård, och du hamnar lätt på den psykiatriska avdelningen. Men psykofarmaka biter inte på parasiter.

Utmattningsskolans metoder är prövade med stor framgång av tusentals svenskar under två år. Några av dem berättar själva i boken.

Lena Holfve

---

[1] https://www.cdc.gov/parasites/npi/index.html

HAR DU HJÄRNDIMMA?

Är du så illa däran att det har hunnit utvecklas en hjärndimma kan du ta dig ur den via UMS-programmet, som är gratis, och som du hittar på Internet[2] eller i boken "Utmattad – Fri från hjärndimma".

Vill du ändå läsa boken bör du be en anhörig läsa tillsammans med dig.

VI SKA FÖRST LYSSNA PÅ MARIANNE

"Eftersom jag blev utmattad till slut och inte längre minns detaljerat, är det inte så lätt att få ihop historien.

Jag har kämpat på bra och kan nu lita på mig själv! Min första upplevelse av parasiter och läkare var när jag hade gjort en resa till Pakistan och blev akut sjuk när jag kom hem. Då bodde jag i en större stad, och när de fått veta att jag varit på resa undersökte de om jag hade parasiter, och jag fick direkt behandling. Smittskyddet kopplades också in eftersom jag skulle jobba extra på min brors restaurang. De ringde honom till och med.

Den första upplevelsen av läkarna var mycket bra. De tog mig på allvar, förstod problemet och behandlade med rätt medel. Värre blev det senare.

I samband med att jag hade flyttat till en mindre stad, där jag fått arbete, började jag få riktigt stora besvär med min mage. Dessutom andra problem som bara växte. Jag minns tre läkarbesök, men det kan ha varit fler.

---

[2] https://utmattningsskolan.se/gm/

Eftersom jag hade erfarenhet av hur det kändes att ha parasiter, så bestämde jag mig för att söka för det. Ny på orten vände jag mig till vårdcentralen och träffade en hyfsat bra läkare som lyssnade och faktiskt gick med på att ta ett prov. Men då hittades inget. Han sa också att det kan vara svårt att se om man har parasiter, för provet måste tas vid rätt tillfälle för att de ska upptäckas.

Den läkaren lyssnade i alla fall, men det blev jag inte hjälpt av, så vid ett besök hos tandhygienisten (som blev helt förskräckt över hur illa det stod till med mina tänder) frågade jag henne om hon kunde rekommendera en privatläkare.

Det kunde hon och jag ringde privatkliniken och förklarade att jag behövde en läkartid och provtagning för att jag trodde att jag hade parasiter. Den som svarade i telefonen lät konfunderad och sa till slut, att om jag ville komma för ett sådant läkarbesök måste jag först sända all journalinformation från det ställe jag bodde på förut.

Jag tänkte att det var lite väl krångligt, men eftersom jag ville bli frisk sände jag efter journalerna. de tog jag med mig till läkaren. han ögnade igenom mina journaler vid mitt besök. det tog ca en halv minut och han frågade sedan varför jag hade tagit med dem! Därefter berättade (föreläste) han för mig om att vi alla har parasiter i magen – det är ett naturligt tillstånd som man inte känner av! Och han kunde inte (ville inte) hjälpa mig. Jag minns inte om jag lyckades få igenom något prov där, men minns att det kändes oerhört förnedrande att sitta där och ta emot. Hans attityd gjorde att jag totalt tappade den lilla självkänsla jag lyckats uppbåda för att ta mig till besöket. Jag betalade en massa pengar för att få veta att de besvär jag hade inte fanns!

Tiden gick och jag blev mer och mer sliten och fick fler symtom, trots att jag försökte använda mig av de ayurvediska metoder och den kost som jag lärt mig om när jag utbildade mig till polaritetsterapeut. (Jag arbetade lite extra med det ett tag, men var tvungen att sluta för att orka med mitt vanliga arbete.)

Till slut samlade jag ihop mig igen och gjorde ett nytt försök på vårdcentralen. En ny, ung manlig läkare tog emot och jag upprepade att jag trodde att mina besvär berodde på parasiter. Han såg på mig med samma blick som den förre läkaren och frågade om jag hade några vänner … Han sa att det fanns en bra samtalsklinik i staden som han kunde ge mig en remiss till. Jag sa att jag inte upplevde att jag behövde gå i någon terapi. Mina symptom var väldigt fysiska.

Där någonstans i samtalet ändrade jag min attityd och vädjade till hans vilja att hjälpa människor: han hade i alla fall valt att bli läkare, så kunde han ändå inte hjälpa mig att få ett prov? Det gick han med på, men han gav mig också en remiss till samtalskliniken och uppmanade mig att söka dit! Trött och sviken igen gick jag därifrån och visste inte vart jag skulle vända mig för att få hjälp.

Som ny i staden krävdes det en massa energi för att söka upp alternativ vård, som det dessutom var lite hemligt med eftersom det var en liten stad och det ansågs som lite flummigt i min närmaste krets.

Tre veckor efter läkarbesöket fick jag ett samtal till mitt arbete. Det var från läkaren på vårdcentralen. Hans första mening när jag svarade var: Är du ensam, kan vi prata? Så började han att säga massa saker, och jag kan ärligt säga att jag inte riktigt hängde med. En bit in i samtalet förstod jag att de hade hittat parasiter i det prov jag lämnat in och att allt hans pratande gick ut på att be mig om ursäkt utan att använda orden förlåt, eller ursäkta.

Han sa också att jag hade rätt till läkarvård, men att det skulle innebära antibiotika under en väldigt lång tid, 1–1,5 år. Men det troliga var att parasiterna ändå inte skulle vara borta.

Jag tackade nej till behandling och avslutade samtalet. Jag kontaktade heller aldrig samtalskliniken.

Jag bodde dessutom i en lägenhet i ett mögelhus. Detta skulle jag senare komma att förstå. Ingen trodde på mig, så jag fick kämpa för att de skulle se efter. Allt golv i hallen och köket fick brytas upp. Jag har flyttat därifrån.

Ja, man kan ju bli sjuk för mindre: parasiter, näringsbrist, mögel och jag fick diabetes också. Det var lite av en chock att hitta din skola och att jag verkar ha prickat av nästan alla problem som du tagit upp. Jag önskar bara att jag hade hittat den tidigare. Då hade jag inte behövt tro att allt var psykiskt och att allt var mitt fel.

Tack för att du har skapat Utmattningsskolan med massor att ta till när man läker sig själv. Dessutom är det fantastiskt att du håller de priser du gör. Det gör det möjligt för alla som vill att vara med.

Allt gott!"

Marianne Larsson

DIAGNOSTISERA

Vi har usla erfarenheter avseende provtagningar, och det hänger säkert samman med att "parasiter finns inte". Det enklaste är att studera symtomlistor. Eftersom alla som känner sig svaga eller sjuka borde rena sig från parasiter kan man genomgå en kur utan en säker diagnos bakom. Det kostar mycket lite och är aldrig skadligt. Vi avmaskar våra husdjur regelbundet men inte oss själva och det beror helt säkert på att "parasiter finns inte". [3]

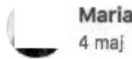

Maria •••
4 maj

Här kommer en "rolig" historia.. jag har parasiter, gick till läkaren, visade honom parasiterna och sa vilken sort det va. Fick då ta ett parasitprov och jag skickade med fullt synliga parasiter i provet. 3 veckor senare får jag svar att jag inte har någon antydan på parasiter.. Men jag är inte den som ger mig! Kan såklart rensa mig själv utan deras hjälp men det är okunskapen och felbedömningen som jag inte kan acceptera. Ska gå dit med nya parasiter och säga att om ni påstår att det här inte är parasiter som jag får ut, då vill jag veta vad det är för något? Ska bli spännande att se vad för svar jag får då 😔 MEN läkaren skulle kolla om han kunde göra något mer ang parasiter eftersom han själv fick se dem så kändes det som han förstod mig någonstans i min upprördhet att provet visade negativt. Men hade jag bara köpt provsvaret hade ju inget mer hänt! Då hade han inte gått vidare med något vilket är rätt sjukt när han sett vad jag fått ut och inte vill undersöka det närmre. Tyvärr blir jag inte förvånad av det här.

Jag skulle kunna fylla hela boken med liknande berättelser. Det viktiga är att du förstår varför vi främst använder symtomlistor samt att du förstår att anitibiotika t.ex. kan inte avliva parasiter.

---

[3] https://youtu.be/fb3yp4ujhq0

HANTERA SITUATIONEN MENTALT

De flesta upplever det som psykiskt smärtsamt bara att veta om att det finns parasiter i kroppen. En lindring är att inse att vi alltid har parasiter i oss. De kommer in hela tiden men kroppens immunförsvar tar hand om dem.

Ett starkt immunförsvar kräver riktig mat, och de usla matvanorna i väst öppnar dörren för såväl parasiter som bakterier och alla möjliga sjukdomar.

Inom UMS använder vi ofta läkare som föreläser via YouTube för oss, och en av dem är Dr John Bergman.

Han är en duktig pedagog som bland mycket annat har producerat en video om hur just immunförsvaret fungerar.[4]

Du måste bygga immunförsvar samtidigt som du dödar parsiter och deras ägg.

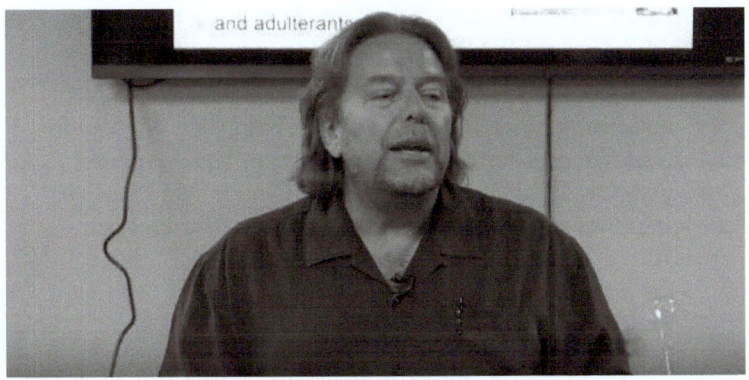

---

[4] https://www.youtube.com/watch?v=rZXXTtzFNHw

Är du mycket sjuk kan du hoppa över hans video om immunförsvaret, eller be en anhörig hjälpa dig, och se den senare.

De gånger jag själv har legat på sjukhus har jag gjort rätt stora ögon inför det faktum att maten har varit helt usel. Unga medicinare i bland annat England har protesterat mot att de inte får kunskaper i näringslära.

Läkartidningen konstaterade också att var femte som är beroende av sjukhusmaten är undernärd.[5] Sjukvårdskrisen förefaller främst bero på att allt som amerikanska läkemedelsbolag inte har ett enda vitt piller mot per automatik kallas antingen för "obotligt" eller sägs "inte finnas".

Parasiter finns! Om ditt immunförsvar är svagt, och det blir det genast om du har exempelvis mögeltoxiner i dig, är det således grundproblemet.

VAD ÄR EN PARASIT?

"En parasit är en liten organism som lever på eller i en annan värdorganism och matas på bekostnad av sin värd. Med andra ord använder parasiterna som bor i oss upp våra vitaminer, proteiner och alla andra näringsämnen. De gör också sin "toalett" inom oss och släpper ut sina giftiga bakterier och virus."
   - Dr. Hulda Clark.

Medan de ofta är förtjusta i tjocktarmen är det inte bara där som parasiter kan hittas. En stor del av din kropp är utsatt för

---

[5] http://www.lakartidningen.se/Functions/OldArticleView.aspx?articleId=13331

infestation i lungorna, levern, matstrupen, hjärnan, blodet, musklerna, lederna, huden ... och till och med dina ögon.

Det finns parasiter som sätter sig i hjärnan[6], och ny forskning antyder att riskbenägna[7] människor kan vara det därför att de har parasiter just där. Det har uppgetts att var femte svensk kan ha parasiter i hjärnan som de fått av katter.[8]

Vi lever i en faktaresistent värld där mycket kretsar kring hur man vill att det ska vara – inte hur det är. Man vill inte att katter ska kunna ge människan farliga parasiter vilkas symtom liknar psykisk sjukdom.[9] Då tar vi inte fakta till oss. Vi vill inte att det ska vara så att det finns parasiter i Sverige, varför de förnekas rakt upp och ner. Om det synsättet och den kulturen är värd femton års sjukskrivning och eviga plågor är upp till var och en att avgöra.

ALLA HAR PARASITER!

Nästan varje enskild person som lever har parasiter. De är helt enkelt en del av livet, liknande hur bakterierna finns på varje sak vi berör. Nittio procent av alla människor kommer att ha problem med parasiter under sin livstid. Jag är en av dem!

---

6 https://illvet.se/manniskan/hjarnan/dna-avslojar-hjarnans-dolda-mordare

7 https://www.expressen.se/dinapengar/ar-du-framgangsrik-i-affarer-da-kan-du-ha-parasit-i-hjarnan/

8 https://www.metro.se/artikel/var-femte-svensk-kan-ha-kattparasit-i-hjärnan-utan-att-veta-om-det-xr

9 https://www.svt.se/nyheter/lokalt/uppsala/kattparasit-kan-leda-till-psykiska-sjukdomar-1?cmpid=del%3Afb%3A20171209%3Akattparasit-kan-leda-till-psykiska-sjukdomar-1%3Anyh%3Alp§

När vi tänker på parasiter tänker vi på u-länder som kanske inte har tillgång till rent vatten eller hygienprodukter. Men det är ett alldeles otillräckligt sätt att tänka. Nordamerikaner och andra västerlänningar lider av lika många parasitinfektioner som mindre utvecklade länder, vi är bara helt enkelt omedvetna och förbinder inte våra symtom med just parasiter.

När jag kom till Karolinskas akutmottagning hade jag med mig ett laboratoriesvar från norra Cypern där det stod att jag hade parasitsjukdomen Leishmania, och en sjuksköterska sa direkt:
 - Tur att du har det där med dig! Vi hade aldrig tänkt på Leismania! Du hade fått antibiotika och skickats hem.

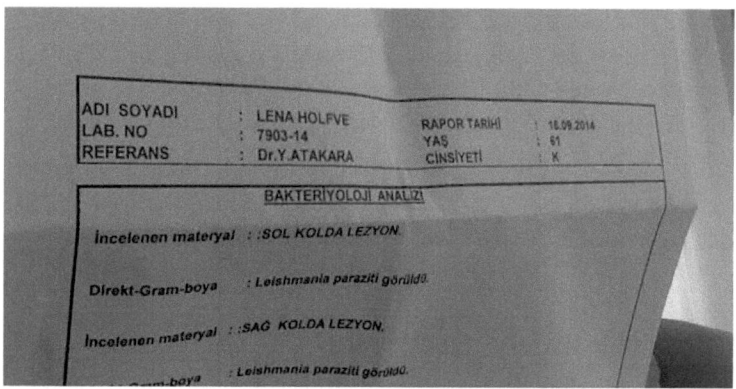

Det säger sig självt att absolut ingen ens tänker på parasiter om dessa inte existerar. Ändå gör de det och i stor skala: GP meddelade att hela Göteborgs dricksvatten var hotat av parasiter och gifter. [10] Men drabbas du där, och tar dig till ett lokalt sjukhus, är sannolikheten stor att du ändå får en psykiatrisk diagnos.

Lärde jag mig om parasiterna i gymnasieskolan? Nej! Lärde jag mig om dem då jag gick en undersköterskekurs? NEJ! Jag

---

[10] https://www.expressen.se/gt/gifter-och-parasiter-hotar-goteborgs-dricksvatten/

frågade till och med min läkare om parasiter och han sa att det där är "galenprat".
Våra parasiter växer och reproduceras i våra kroppar när vi växer, men hur väl de kommer att frodas beror på vår hälsa. De trivs inte speciellt bra när vi är friska.

Det är lätt att hamna i en ond spiral: dålig hälsa och dito matvanor gör kroppen och immunsystemet mer mottagliga för parasiter, och på samma sätt orsakar parasiter dålig hälsa och mängder med symtom! Att bygga ett starkt immunförsvar är minst lika viktigt som att bli av med invasionsstyrkan.

Dr Axe är en annan av de amerikanska läkare vi lyssnar frekvent på inom Utmattningsskolan. Läkarna håller regelrätta föredrag för oss. Vi har också tillgång till läkare via Skype och som kan bland annat parasiter på sina fem fingrar.

SYMTOMLISTAN
Sömnsvårigheter!
Som vi alla vet kan sömnsvårigheter ha att göra med många olika fysiska och emotionella åkommor, men det är värt att tänka på att de även kan orsakas av parasiter.

Utmattning, kronisk trötthet

Hudproblem, klåda, eksem, allergi, acne

IBS, matsmältningsproblem

Inflammationer och feber

En obalanserad kroppsvikt

Mental obalans, nervositet, hyperaktivitet
Ångest, tandgnisslande, nattsvettningar

Ständig klåda vid anus, blod i avföringen, sura uppstötningar
Dålig andedräkt och dålig smak i munnen
Aptitlöshet
Svullen mage, förstoppning, diarré
Gaser och uppblåsthet
Smärtsam menstruation
Migrän, huvudvärk, hjärndimma
Begär, särskilt efter socker
Led- och muskelvärk
Anemi
Rinnande näsa
Blåsor på läpparna och i munnen

SJUKA VALSAS RUNT

Om du läser igenom symtomlistan en gång till och antecknar inom vilken avdelning på ett sjukhus som symtomet handhas lär du finna att en del av dem ska till medicin, en del till psyket, en del till infektion osv.

Det blir en moment 22-situation när man tillhör många avdelningar samtidigt som ingen ens erkänner parasiters existens. Men nu lär man göra det, inom kort, eftersom USA numera gör det. Vi har länge lekt Följa John med just USA. Man ser allt oftare artiklar i tidningarna med ordet "parasit".[11]

---

[11] https://www.op.se/artikel/jamtland/ostersund/67-fragor-om-parasiten

I USA slog parasiternas existens ner som en bomb!
– Parasiter finns!!! Miljoner är infekterade!!!

Janet Borvander den 12 september 00:08
Ja, jag har blivit skottat till psyket och tvingats äta lyckopiller trots att jag känt att problemet varit/är ett helt annat. Jag är verkligen arg på den svenska sjukvården.

En läkare som alltid har hävdat att parasiter finns är Dr Hulda Clark, och hon har självfallet arbetat i motvind. Om nu patienterna som har talat om parasiter har ansetts "galenprata" är det intet mot vad man har ansett att Dr Clark har gjort. Nu när USA erkänner parasiters existens minskar motvinden radikalt och hennes forskning blir extremt värdefull.

KOMPLICERADE!

Parasiter lever även i andra parasiter. De har sina egna bakterier och virus. Bakterierna själva har virus. En typ av rundaorm kallas Ascaris (spolmask) och den är mycket vanlig hos människor. Den ger oss också Mycobacterium avium som orsakar nattsvett. Det du kallar för "förkylning" kan i botten röra sig om parasiter. De är så små och tysta men ack vad de ställer till med.

Dr Hulda Clark ägnade hela sitt liv åt att undersöka parasiter. Hennes bok "The Cure for All Diseases" har förändrat mångas syn på kroppen. Ju mer ohälsosam du är, desto fler parasiter får du. Parasiter äter upp dina näringsämnen och vitaminer. Även om du äter väl stjäls din mat, bokstavligt talat! Vi har medlemmar i UMS som var så påverkade att de inte ens orkade gå runt huset. De är numera åter i arbete och kan gå miltals utan problem.

Här har vi en medlem som hade parasiter, de är nu borta, och det som återstår är tungmetaller och kemikalierester.

Idag mår jag toppen, pendel-jobbar nu i en annan stad, intensivt med jobb en månad (mer än heltid), och en månad sedan hemma hos familjen. Dricker min guldmjölk, jobbar ännu med avgiftning (tungmetallerna och kemikalierna), håller en för mig god kost och äter endast få kost tillskott nu. Jag och min man undersöker nu vårt hus i jakt på mögel, ännu har vi inte hittat nåt.

Har ett huvud som är klart och minnet bättre än någonsin (frisk blev jag hemma), kroppen känns stark och samarbetsvillig. Jag är över 50 år, men är i bättre form än jag var som 30 åring.

Jag är så enormt tacksam att jag fick mitt liv tillbaka. Nu väntar jag med spänning på att få bli farmor, och att jag ska ha kraft och energi att leka med mitt barnbarn på ett sätt jag aldrig orkade leka med mina egna barn.

Stor kram ❤ Du ger folk hopp igen om en bättre framtid ❤

När en del drabbade tog prover (som vi sänder till Tyskland och USA) fick de veta att de var undernärda i klass med svårt svältande.

Det existerar människor i vårt land som har varit invaderade av parasiter i tio eller femton år. De har varit sjukskrivna lika länge och de har givetvis varit väldigt sjuka.

Jag samlar återställdas berättelser, de som vill tala ut, i domänen www.utmattad.net.

VARIFRÅN FÅR MAN PARASITER?

NN från University of Maryland säger: "Parasiter kan leva i tarmarna i flera år utan att orsaka några symtom."

Det är viktigt att tänka på att parasiter är otroligt smittsamma, så vi bör tvätta våra händer ofta.

Du kan få parasiter av att äta frukt och grönsaker. Sedan jag blev parasitmedveten sköljer jag allt i en skål med vatten som jag har bikarbonat i. Då blir jag även av med de kemikalier som ofta finns.

Du kan få parasiter från kött, även om det är tillagat. Du kan få parasiter när du har kommit i kontakt med djurens kroppsvätskor.

Du kan verkligen få parasiter om du har husdjur, inte minst katter[12], eller bor med/runt djur.

Du kan ha fått parasiter i dig genom att bada i en sjö.[13]

Mia Marie-Louise Wiklund den 13 september 17:30

Mamma ringde igår och sa,
"Mia, det är en så bra artikel i nya tidningen. Den måste du köpa. Det handlar om en Jeanette som blivit frisk. Det är som att läsa om dig".
Gulliga mamma

Jag svarade att det ju är den skolan jag pratat om i ett år

PARASITER ÄR OUNDVIKLIGA

Genom att medvetet rensa bort parasiter några gånger om året, och stärka immunsystemet med perfekt mat uppstår inga problem. Indianer visste att människor plågas av parasiter. Andra invånare, från Arktis till Antarktis, visste och vet också att

---

[12] https://fof.se/tidning/2013/2/artikel/katter-sprider-parasit-i-hjarnan
[13] https://www.metro.se/artikel/dina-myggbett-kan-vara-badparasit-som-borrar-sig-in-i-huden-xr

människor liksom djur har parasiter.

Vi avmaskar våra djur var sjätte månad. Varför skulle vi tro att vi själva inte är mottagliga för samma organismer? Jag vet inte när vi förlorade denna kunskap. Jag vet inte varför den vanliga medicinen döljer fakta, men jag vet att man på Karolinska sa mig:

– Tur att du har det där laboratoriesvaret med dig för vi hade aldrig tänkt på parasiter! Nu dög inte svaret, varför de ville ta egna prover, och jag hade då en halv, knappt rosafärgad, liten ärta på huden och på fem andra ställen. På norra Cypern tog de samma prov klockan åtta på morgonen, och de ringde två på eftermiddagen och sa mig att jag hade Leihmania.

Mitt försäkringsbolag krävde att jag åkte till Sverige, och där tog det tre veckor innan samma provsvar kom. Men då hade såren blivit öppna och stora som gamla tvåkronor:

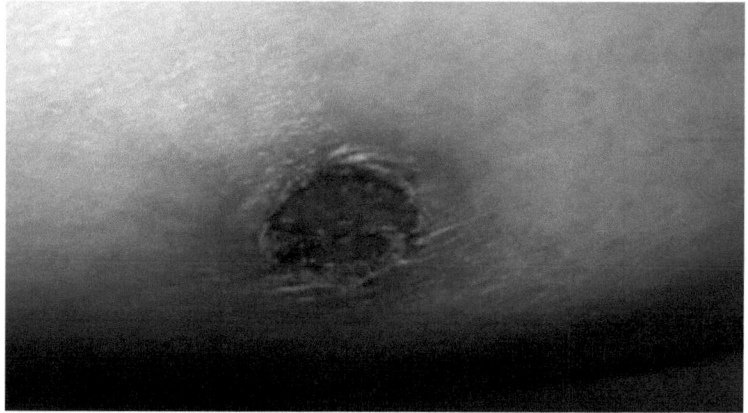

Om du verkligen vill dyka djupt ner i ämnet parasiter och deras del i nästan varje sjukdom, läs då med fördel "Hälsan för alla sjukdomar" av Hulda Clark[14] när du är frisk och har energi.

---

[14] https://www.adlibris.com/se/sok?q=hulda%20clark

Din övergripande hälsa härstammar från din tarmhälsa: om ditt immunsystem är lågt och dina tarmar läcker ser din kropp helt ofarlig mat som allergener. Många får därför livsmedelsöverkänslighet. De undviker då vissa matvaror men allergin är bara ett symtom. Man måste ta bort grundorsaken och då försvinner också allergin.

Vi har många inom UMS som har upplevt att livslånga allergier har försvunnit. Allergierna får kroppen att absorbera näringsämnen dåligt och ser mat som en fiende som utlöser inflammation.

Många kvinnor med smärtsam menstruation och äggstockscystor har parasiter i livmodern som en bidragande faktor. Vi hade en medlem som skulle få äggstockarna avlägsnade på grund av "cystor", men hon använde UMS parasitkur och hon hade maskar som kom ut. Hon gick tillbaka till läkaren som konstaterade att hon inte behövde någon operation.

Ett forum som du kan undersöka är CureZone.com. Det är skapat av människor som utforskar olika metoder och rapporterar hur det har fungerat. CureZone.com har ett utmärkt parasitforum där finns många tips och tricks!

ÖVERDOSERA ALDRIG OCH TA DET LUGNT
Ha alltid 2–3 veckors mellanrum mellan kurerna. Principiellt baserar sig kurerna på:

SVART VALNÖT (från det svarta valnötsträdet - juglans nigra). Används av indianerna i Amerika som antimedel mot parasiter, bakterier och svamp samt som antiviralmedel. Dess aktiva ingredienser är juglone, tannin och jod.

MALÖRT (från Artemisiabusken - artemisia absinthum). Känd för sina vermicidala, parasitdödande, egenskaper; hjälper dem med svag och underaktiv matsmältning. Ökar surheten i magen samt gallproduktionen. Maskartkapslarna dödar larverna i parasiterna.

KRYDDNEJLIKA
Antiparasitiska, antifungala, antivirala och antiinflammatoriska egenskaper. Tar också bort smärta. Klyftkapslarna tar bort parasitäggen.

När parasiter kommer ut via avföringen är de alltid döda. Innan de dör släpper de ifrån sig mycket gifter. Om du då är sjuk är det bra att använda UMS lite märkliga metod som går ut på att lura ner dem långt ner i tarmen och spola ut dem med saltvatten. Jag ska beskriva hur vi gör lite senare, men nu ska vi ställa frågan: Varför?

Jo, de släpper ut giftig ammoniak i din kropp. Denna ger dig förgiftningssymtom som yrsel, influensasymtom, huvudvärk, trötthet, allmän sjukdomskänsla m m. Är man redan sjuk vill man inte gärna bli sjukare bara av den anledningen.

DIN NÖDVÄNDIGA INKÖPSLISTA
Lavemang eller bomull samt fetvadd
Äkta honung från närmsta biodlare eller svensk honung
Getmjölk[15]
Himalayasalt (ska ge en liter saltvatten fördelat tre gånger över dagen)

---

[15] http://dalsspira.se/getmjolk/

INKÖP NÄR VUXNA DJUR ANSES VARA UTE

Paraplex Malört & Nejlikadroppar[16][17] som är väldigt beska
Svart valnötsolja[18]
Pumpafrön, upp till 1 dl per dag
Amalaki [19]
Ashwagandha

Medlemmar har tagit en kalender, en sådan man får på ICA, och skrivit ett individuellt schema. Vi har talat om att publicera ett schema i denna bok men jag vill inte det eftersom allt bestäms av vilken produkt man har köpt. Leverantörens rekommendationer går före skolans eventuella vanor.

Doser kan också bestämmas av t.ex. din vikt så läs alla bruksanvisningar noga när du får hem de av mig rekommenderade produkterna.

Granatäppeljuice är bra i sammanhanget[20] liksom te på olivblad. Papaya med frön – det är fröna som dödar parasiter. Du kan frysa den i en islåda och fördela kärnorna jämt och ta en kub om dagen i åtta veckor.

Du kan också äta rå honung, som är rena mirakelkuren, liksom vitlök. Därtill blåbär, björnbär och jordgubbar. Ät dem dagligen och inte bara under parasitkuren.

En medlem skrev för något år sedan: "Parasitdödar-frukost: kokosmjölk, blåbär och hallon, lite pumpafrön, lite

---

[16] https://www.svensktkosttillskott.se/paraplex-malort-och-nejlika
[17] http://lifeland.se/avgiftning/malort-nejlika-paraplex-50ml/
[18] http://lifeland.se/ortextrakt/farsk-svart-valnot-50ml/
[19] http://www.ayurvedabutiken.se
[20]https://www.lifebutiken.se/produkter/livsmedel-dryck/drycker/granatappeljuice-200-ml

granatäppelkärnor, guldmjölkskryddor. Kör i mixer, ät som yoghurt med valfria flingor eller som den är." Det är rätt attityd.

GÖR INTE DESSA MISSTAG

Fyra saker kan bli fel, vilket försvårar:

Du har inte tillräckligt med tarmrörelser medan parasiterna omhändertas. UMS-metoden innehåller därför ett par yogarörelser. Du kan använda en rockring om du inte gillar yoga. Huvudsaken är att du får bålen och tarmsystemet i rörelse.

Du är förstoppad då du använder kurerna.

Du struntar i att upprepa efter två veckor

Du fortsätter inte med underhållsdoser varannan månad.

VUXNA DJUR SKA UT DIREKT!

Ett skäl till att man vill få ut vuxna djur blixtsnabbt är att de flesta människor mår rätt psykiskt illa av bara vetskapen att man har parasiter. Det andra skälet är att man inte vill att de lägger ännu fler ägg. Det tredje och viktigaste skälet är att parasiterna tenderar att släppa gifter om de förstår att de är hotade. De är verkligen energitjuvar, och att de tog energi känner man direkt, på ett par dygn, då man är av med dem. Man blir mycket piggare!

Det finns få artiklar i ämnet på svenska, för parasiter "finns inte". Däremot existerar det forskare även i Sverige som sysslar med frågan. Forskare har upptäckt en rad parasiter som har förmågan att ta kontroll över sina värddjur och som bokstavligt talat hjärntvättar sina offer.[21]

En hel del av de medlemmar som haft parasiter har talat med sina läkare om parasitmöjligheten, och möts oftast av fnysanden. Jag själv hade bevisligen en parasit som man kan ha i tio år innan den upptäcks. Flera av dem äter upp människan[22] och i väst påstås det dö fler av parasiter än i den före detta tredje världen, som inte finns längre, och det är inte märkligt om man anser att parasiter är nåt psykiskt.

Mina tog det ett par timmar att diagnostisera på Cypern. I Sverige hade jag diagnosen "utmattningssyndrom" som skulle botas med läkarsamtal, insomningstabletter och stavgång.

Socialstyrelsen har flaggat för, att om inte psykofarmaka biter på "utmattning" ska man slutligen använda ännu fler elchocker än vad vi redan gör. De lär inte bita på parasiter eller, för all del, mögel!
USA har länge förnekat parasiters existens, men numera anser

---

[21] https://www.svd.se/parasiter-som-hjarntvattar-varsta-jag-sett
[22] https://abcnews.go.com/Health/Wellness/worm-eats-mans-retina-terrible-parasites/story?id=11700175

man att minst 250 miljoner amerikaner är drabbade. Jag hoppas
verkligen att parasitmedvetenheten når Sverige innan man börjar
ge drabbade elchocker.

Vi följer ofta USA varför man kan hoppas på att det inom kort
blir samma slags skandal hos oss som det har varit där för nu
plötsligt anser man att miljoner är drabbade.

Jag kollade symtomen för parasiter och hade alla symtom, körde
parasitkur, och blev mycket piggare väldigt snabbt, inom några veckor.
Och joooo, såg ju sen också vad som kom ut.... såg ut som fullt av vita
sesamfrön, då åt jag ändå inga sesamfrön alls. Så ingen kan säga åt mig
att jag inbillar mig (senast i torsdags sa en så åt mig då läkare inte
hittat dem) att jag bara tror jag hade parasiter... Trots att jag
undersökts av läkare många gånger pga mina symtom.

EN BRED HAGELSKUR MOT PARASITERNA!

Hur lång tid tar det? En utgångspunkt är sex veckor med steg 1–4 som du upprepar i detta resoluta handlingsprogram. Samtidigt är tidsåtgången individuell och beror på hur mycket du väger och hur drabbad du är. Du känner direkt när du är parasitfri därför att du får behålla energin själv.

Börja alltid med att ta bort precis allt socker därför att parasiter älskar det. En del slarvar med det, och då tar det mycket längre tid.

När man avgiftar – vad man än avgiftar i princip – är det bra att bygga immunförsvar samtidigt. Alla människor har parasiter, alltid, men vårt immunförsvar håller dem i schack. När det fallerar uppstår problemet att parasiterna tar över för mycket och vi blir sjuka.

Reningen kan ta tid; man kan behöva göra om bokens kurer flera gånger. Du kanske har haft parasiter i lika många år som du har varit sjuk.

Amalaki är "rätt" immunhöjare i sammanhanget, enligt de läkare jag samarbetar med i Indien, och de finns att få tag på över hela världen[23].

Botaniskt namn: Emblica officinal24
Vardagligt namn: Gooseberry

Du kan sätta in Amalaki direkt, men blir lite bestulen även på dem av parasiterna. Alternativen är att du sätter in dem när du är igenom halva kuren eller direkt efteråt. Du bör äta dem ända till den dag du känner dig normal igen.

---

[23] https://www.ravarubutiken.se/amla-amalaki-60kps
[24] https://vedalila.se/amalaki-en-av-de-basta-och-starkaste-av-de-ayurvediska-orterna/

Ashwagandha ger dig mer energi, hjälper till vid sömnproblem och är en bra immunbyggare. Du kan säkert få tag på det mesta via www.ayurvedabutiken.se – eller få dem att beställa hem – som UMS samarbetar med.

Man ser inte sällan texter som går ut på att indisk medicin är vidskepelse, men man ser på dem att skribenten aldrig har satt sig in i frågan. I USA hittar du sidor drivna av regeringen med vederhäftig information[25] vilket skulle motsvara att Socialstyrelsen lade upp liknande om det indiska hälsosystemet kallat Ayurveda.

De indiska metoderna har inte sällan 6 000 år på nacken, de är således prövade av miljarder människor. Vi inom UMS har använt dem i skrivande stund i två år med goda resultat. Ute i världen finns hur många studier som helst, men i Sverige är verkligen attityden alltför ofta: Parasiter finns inte! Indisk medicin är humbug!

Och den "psykiska ohälsan" ökar och ökar.

---

[25] https://nccih.nih.gov/health/ayurveda/introduction.htm

NU SKA VI SPRÄNGA DE UTVECKLADE DIREKT!

För den radikale! Detta är en tusen år gammal parasitmetod med färsk rå getmjölk och honung som verktyg. Vid första anblicken verkar metoden helt säkert märklig men den är fiffig därför att vi slipper att bli alltför förgiftade av parasiter som dör – vi lurar ut, och spolar ut, dem snabbt.

Tala med Ica, Coop, invandrarbutiker m fl. I Stockholm köper du färsk svensk getmjölk för ungefär 25 kr/litern om du inte får tag på en getbonde (har oftast på våren då killingarna har fötts). Dalaspira har en förteckning över butiker som säljer.[26] Getmjölk kan du också med fördel dricka jämt om du har parasitproblem.[27]

Använd lavemang om du måste. Jag själv dränkte in smeten i bomull och täppte till med fetvadd. För bara in lite av getmjölken och honungen i din ändtarm, inte mycket, det behövs bara lite så att du kan hålla fast det där genom att knipa. Dosering handlar alltid om hur mkt du väger och hur lång du är.

Du kan också täppa till med hårt rullad fetvadd så att geggan inte ramlar ut. Man kan säkert använda en vinkork också. Huvudsaken är att du har ett tydligt stopp i analöppningen, och att du lockar ner de vuxna djuren som inte kan motstå honung och getmjölk. Vitsen är alltid att parasiterna inte har någon annan mat om de inte tar sig ner. Lägg gärna in en fasta (om du orkar) för att de ska svälta ordentligt. Upprepa proceduren en gång var femte dag.

Gör härefter en salt flush (en matsked av Himalaya- eller celtichavssalt i en liter vatten). Drick en tredjedel av det direkt och upprepa två gånger till under dagen. När man dricker saltvatten går det rakt ner i tarmarna utan att passera inre organ och det blir

---

[26] http://dalsspira.se/butiker/
[27] http://www.halsanet.com/8/2015/01/hur-man-dodar-mUnskliga-parasiter-med-getmjolk.html

som en genomspolning.

Denna metod kan tyckas udda, och kanske till och med skrämmande, men jag vill betona att vi använder den för att djuren inte ska förstå att de går mot sin död.

Vi har haft medlemmar som har hoppat över detta steg och endast gett sig på att avliva djuren och några har försökt med frekvenser och det som händer är att de släpper enorma mängder gift.

En kvinna berättade att hon hade fallit handlöst vid två tillfällen samt blivit helt yr, svag och matt.

Vi lurar inte ut dem med honung, och spolar ut dem med saltvatten, utan mening.

Det finns ingenting i Utmattningsskolans program som saknar mening eller som inte är noga genomtänkt och bollat mot indiska läkare.

Samtliga mina texter faktagranskas dessutom att svensk sjukvårdspersonal.

GENVÄGEN KAN BLI EN SENVÄG

Min erfarenhet är att många uppfattar det här första steget som mödosamt, de hoppar över det, och i flera fall har det slutat med att de ändå tar det när kamrater omkring dem har meddelat att de blev parasitfria mycket snabbare. Hoppar du över detta steg har du de vuxna djuren kvar i dig och de lägger ägg hela tiden.

ÄT INGET FASTA!

Gör alltså om proceduren var femte dag, helst med en fasta varje gång. En del orkar inte fasta, de är för sjuka, varför ansträngningen blir för stor. Och regel ett är att alltid lyssna på sin egen kropp. Den är experten, i varje givet ögonblick. Säger den ifrån så är det nej.

Man känner när parasiterna har börjat lämna en i fred för man blir enormt mycket piggare. Det här är en lönsam metod på alla sätt och vis om än lite märklig i våra ögon.

Vad som kommer att hända är att alla dessa parasiter blir så hungriga att de samlas, sköljs dit ner av det för dem otäcka saltvattnet, för att äta mjölken och honungen som du har använt för att locka ner dem till analöppningen.

Innan kan du öva på yogaposerna som kallas för Shankhaprakshalana.[28][29](asanas) så att du kan någon eller några av rörelserna. Meningen med dem är att sätta fart på tarmsystemet en aning.

Då blir gången så här var femte dag tills du känner att du är piggare:
1) mjölk och honung i analöppningen
2) drick saltvatten
3) använd yogan för att saltvattnet ska rusa igenom kroppen ner i tjocktarmen, så springer de rackarna mot honungen … och dra sedan ut proppen och töm tarmen!
4) KABOOM!!! Ut med dem!

Parasiter som har samlats i din ändtarm spolas ut i toaletten – du kan faktiskt bli av med en hel del vuxna parasiter på detta enkla

---

[28] https://www.youtube.com/watch?v=9H-JpLx-rTg
[29] https://www.youtube.com/watch?v=5ByQZU2vJpI

asiatiska sätt! Det kan räcka med en enda gång medan andra behöver flera gånger.

Du kommer att må psykiskt bättre. Det är rätt otrevligt att veta att man har parasiter som stjäl maten och energin. Det här kommer att kännas som om du verkligen gör något riktigt handfast! Det mildrar känslan av maktlöshet som vi ofta har eftersom det finns så lite hjälp att få.

Jag vågar också säga tvärsäkert att om du är sjuk och tar dig igenom UMS parasitkur, och du sedan inte känner dig bättre, beror det på att du inte har parasiter. De som har det känner en förbättring ganska snart, och den kan vara mycket tydlig, såsom att de orkar gå igen. Vi har haft medlemmar som har varit mer eller mindre sängbundna, och eftersom de blev återställda kan man nog vara säker på att det var just enorma mängder parasiter de hade i sig. En medelålders mycket sjuk kvinna trodde att hon haft dem sedan femårsåldern.

Det finns givetvis andra sätt[30] [31]att bli av med dem men vi har bra resultat med UMS metoder.

Vi använder oss ofta av amerikanska läkare då det inte går att hitta några svenskar som talar ut om parasiter via YouTube. Hur skulle de kunna göra det då parasiter inte anses finnas? Allt är psykiskt …

I de flesta kulturer som jag har besökt – jag har rest i åttio länder – kör man parasitkurer rutinmässigt så långt att det finns en medvetenhet om att "nu är det dags att ge familjen mat med mycket nejlika ett tag".
Vi avmaskar hundar regelbundet, men tanken att människan skulle kunna ha parasiter är i väst nästan sedd som galenskap,

---

[30] https://www.youtube.com/watch?v=18tyfkjmg1U
[31] https://www.youtube.com/watch?v=L7-BmO6o-7o

förutom då alltså i det nyväckta USA.

VÅRA SAMMANTAGNA RESULTAT

Många som har genomgått Utmattningsskolan.se:s huvudprogram och som rapporterar att de blivit friska kan ha haft parasiter som en rotorsak, men blivit av med dem utan speciella insatser. Det beror på att de metoder vi använder från start tar en hel del parasiter och svamp.

Du kan läsa vad många ansåg precis då vi hade startat och de började se och känna resultat:
https://utmattningsskolan.se/vara-resultat/

Kokos och kokosnötolja bekämpar exempelvis svamp samt är virus-, bakterie- och parasitdödande. Kokos ingår i skolans huvudprogram liksom gurkmeja som också är parasitdödande. Oljor används brett i världen för att döda parasiter.[32] Olivoljan räknas också som en pafrasitdödare.

SYMTOMLISTAN AKTIVERAR BEHOVET

Men du är nu läsare av min bok därför att du har läst symtomlistan, och känner igen dig i den:

Trött, utmattad, depressiv eller med känslor av apati
Lös i magen ofta
Problemhy: torr hy, eksem, klåda, sår, "konstig" hy
Humör- och ångestproblem som humörsvängningar, nervositet, depression, glömska, rastlöshet och oro
Sömn- och insomningsproblem, tandagnisslan, svettningar och störd sömn
Vikt- och aptitproblem, fetma, "gravidmage", konstant hunger

---

[32] https://www.youtube.com/watch?v=DDYTUnzP97Q

och oförmåga att gå upp eller ner i vikt
Smärtor i kroppen inklusive musklerna; kramper, smärta i händer
och fötter samt i leder
Diagnosen lågt järnvärde och anemi
Svårighet att bli gravid, PMS, urininfektioner,
menstruationsproblem, prostataproblem
IBS är ett tecken på parasiter

Den symtomlistan får dig att ana att du kan ha parasiter?
Metoderna är inte farliga. Det man behöver kostar inte alltför
mycket, och har du gissat rätt lär du bli befriad snabbt. Känner
man igen sig i symtomlistan ska man absolut genomgå
parasitkuren.

Jag själv går igenom denna parasitkur regelbundet numera, precis
som vilken indier eller latinamerikan som helst.

GE DIG PÅ LARVER OCH ÄGG

Det gör vi mellan sprängningarna. Malört och nejlika[33] är
klassiska larv-och äggdödare. Den generella medelsnittsdosen är
3 droppar i vatten 2 gånger dagligen tills du känner att du är fri
från parasiter – du får en märkbart ökad energi. Men börja med
en droppe. Dessa medel är extremt potenta.

Eftersom vi har livsmedelsintolerans som en del av våra
huvudsymtom ska man alltid börja med lite av allt nytt, vad det
än gäller.

Börja med en droppe och öka sedan långsamt. Det är bättre att
ha i sig lite olja länge än att framkalla allergier. Tänk på att

---

[33]   https://www.husapoteket.eu/varumarken/ortspecialisten/paraplex-malort-
nejlika-50-ml/

oljorna är mycket potenta! Är du känslig använder du 3-10 krossade kryddnejlikor istället för oljan.

HANDLINGSPLAN DAG 1

Sprängning och fasta dag 1, för att få ut vuxna parasiter. Du ska inte mixtra med något annat mer än bålrörelser därför att vi ska lura ut de vuxna djuren som annars släpper gifter.

DAG 2, 3 OCH 4 ÄGNAR VI OSS ÅT ÄGGEN

Blötlägg cirka 10 kryddnejlikor över natten och skölj ner med vatten/citronvatten. Vill man ta det lite lugnare upprepar man intaget av blötlagda nejlikor i tre dagar och gör sedan uppehåll i tre.

Hur sjuk man än är orkar man det, och då kommer inga nya parasiter att få fäste. Bara det gör att du frisknar till varför kryddnejlikan är A och O och det första vi sätter in.

En bra början är således 3–10 nejlikor, eller olja, beroende på om du väger lite eller mycket, 1 droppe malört och nejlika paraplex[34], 1 droppe svart valnöt, uppblötta pumpakärnor i en smoothie, citronvatten och en vitlöksklyfta.

Använder du oljor börjar du med en droppe och ökar för varje dag och följ sedan alltid bruksanvisningen på flaskan men normaldosen brukar vara tre droppar.
Nu är det fritt fram att använda t.ex, papaya med frön, granatäpplejuice och andra livsmedel som jag redan har benämnt som parasitdödare eller som dyker upp senare i texten, och om

---

[34] https://www.alpha-plus.se/produkt/malort-nejlika-50-ml/

du vill. Det viktigaste är dock sprängning och sen nejlika, malört och svart valnötsolja.

Det finns inget som hindrar att du pausar och det är viktigt att lyssna på kroppen som är den verkliga experten.

DAG 5 SPRÄNGER VI IGEN OM DET BEHÖVS

Vi upprepar hela den processen tills vi är befriade. Känns det som om du inte behöver ett varv till direkt skjuter du upp det i fjorton dagar. Men det är mycket viktigt att du gör om allt efter två veckor.

I Utmattningsskolan använder vi också kryddnejlika, en färskpressad citron, en tesked Himalayasalt och varmt vatten för att snabbt slå ut en lös mage – det går på 20 minuter. Jag har aldrig hört talas om någon som fått det tipset som sedan inte har blivit av med exempelvis kraftig diarré. Det visar hur potent detta är.

Pumpafrön: i stånd att döda ägg då de innehåller ett naturligt fett som är toxiskt för parasitägg. Lidl brukar ha ekologiska pumpakärnor från Sydamerika och så även Rawbutiken[35]. Inom UMS försöker vi att undvika kinesiska varor därför att de alltför ofta har visat sig vara giftiga.

Curcurbitinet i pumpafrön har visat anti-parasitisk aktivitet eftersom det har förmågan att paralysera maskar så att de hoppar av tarmväggarna. Enligt kinesiska forskare används pumpafrön för behandling av akut schistosomiasis och bandmaskangrepp.

Vi ser alltså till att få i oss pumpafrön i steg 1.

---

[35] https://www.ravarubutiken.se/pumpakarnor
[38] http://lifeland.se/ortextrakt/farsk-svart-valnot-50ml/
[39] http://www.gnc.com/essential-oils/051193.html?productId=2274024

31

Som måltidsdryck väljer vi nu helst färskpressad granatäppeljuice, papayajuice eller guldmjölk (svälj papayakärnorna för de är som nämnts ovan parasitmedicin).

Ren nejlikeolja finns utomlands och är nästan omöjlig att hitta i Sverige. Överdoserar man den leder det till leverskador och till och med döden, och eftersom vuxna behandlas som barn i Sverige har man mer eller mindre dödskallemärkt den. I USA och i Asien kan du köpa den överallt där förväntar man sig att folk kan följa instruktioner.

Kryddnejlikan är världsberömd för att döda parasiters ägg och larver. I andra kulturer tuggar man på nejlikor lite då och då för att just hålla parasitägg borta.

Det gäller verkligen att bli av med dem och de behöver inte ens ha kläckts än. MEN det är med kryddnejlikan som med allt annat: du MÅSTE få tag på organisk kryddnejlika och inte den steriliserade ifrån mataffären. Det gäller alla örter och kryddor.

Den traditionella kinesiska medicinen (TCM) dokumenterade under det första århundradet f. Kr. att kryddnejlika dödar tarmparasiter och uppvisar breda antimikrobiella egenskaper mot svampar och bakterier. Kryddnejlikan har således en traditionell användning mot diarré, inälvsmask och andra sjukdomar i matsmältningsapparaten.

Indiens traditionella ayurvediska healers har använt kryddnejlikor sedan urminnes tider för att behandla andnings- och matsmältningskrämpor samt migrän.

Kryddnejlika innehåller eugenol[36], caryophyllene och tanniner som har kraftfulla antimikrobiella egenskaper – dessa komponenter är vad som faktiskt färdas i blodet och dödar mikroskopiska parasiter och alla parasitlarver och ägg.

Kryddnejlikan är oerhört effektiv för att bekämpa malaria, tuberkulos, kolera, skabb och andra parasitinfektioner samt virus, bakterier och svampar, inklusive candida. Kryddnejlikan förstör också alla arter av Shigella, Staphylococcus och Streptococcus. Vi har använt den mot tandinflammationer långt in på 1900-talet. Linné hade med den i Pharmacopaea Holmiensis. [40,37]

Varorna vi behöver finns säkert på fler ställen och leverantörer kan komma och gå, men din supportgrupp, Parasitgruppen, består. Som läsare är du välkommen till denna FB-grupp; https://www.facebook.com/groups/492968727711434/

Eftersom vården inte sällan förnekar parasiter helt måste man ibland gå den privata vägen, och ett laboratorium du kan kontakta är Nordiclabs[38]. Ibland tar vården prover men de visar inget. Jag själv skulle inte slösa pengar på prover utan luta mig mot symtomlistan.

I Sverige är det så att du kan komma till en läkare, yr, vinglig, likblek, och du kan ha svåra magsmärtor samt huvudvärk jämt, men om proverna inte visar något är du kärnfrisk.

Det är med stor bedrövelse jag skickar ett tips vidare till mina läsare: man kan be veterinärer skicka in parasitprover. Många har erfarit att då hittas parasiterna.

---

[36] https://www.drugs.com/dict/eugenol.html
[37] http://www.shenet.se/ravaror/eokryddnejlika.html
[38] http://nordiclabs.com

Det ser lite annorlunda ut i bland annat Indien där de via pulsen läser av massor; din hudfärg säger allt, din blick ger mängder med information liksom hur din tunga eller avföring ser ut.

En svensk rutinerad sjuksköterska, som jobbar på ett av våra största sjukhus, sa mig:
– Allt vi inte förstår vad det är skottar vi till psyket.
Det är inte konstigt att "den psykiska ohälsan" ökar lavinartat.

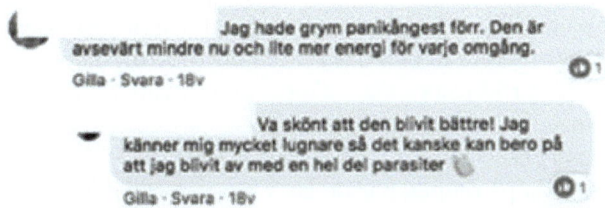

HÖGMOD GÅR FÖRE FALL

Västkulturens tanke har varit att parasiter kan finnas endast i fattiga länder, men parasiter bryr sig inte om passkontroller eller landsgränser.

De går på den som saknar ett starkt immunförsvar, och det gör västmänniskor idag som äter skräpmat. Västläkare vet idag att nästa stora hälsoproblem i väst är näringsbrister.

Men i skrivande stund hamnar du lätt i Moment 22 om du har parasiter:

Malört innehåller gifterna tujon och isothujone som dödar parasiter. Malört är den mest kraftfulla parasitdödaren och har använts i tusentals år för att få bort bandmaskar, trikiner, hakmask, springmask och särskilt spolmaskar från hundar, katter och människor. Malört är en vanlig ingrediens i många växtbaserade "rensningskurer" som kostar skjortan ...

Malört innehåller också santonin, känd som ett botemedel mot parasitsjukdomar. Det är den mest bittra ört som mänskligheten känner till, och den har visat sig vara ett kraftfullt botemedel mot malaria. Malört innehåller också seskviterpenlaktoner, som arbetar på ett liknande sätt som peroxid genom att försvaga parasiternas membran och därigenom döda dem. Malört hjälper också till att producera galla, vilket i sin tur hjälper levern och gallblåsan.

Nu förstår du på djupet, när du läser om det artilleriet, att det är mycket, mycket klokt att börja med saltfluschen och driva dem mot analöppningen med hjälp av getmjölk och honung! Även om den mycket gamla asiatiska kuren känns konstig!

MALÖRT SKA INTE ANVÄNDAS UNDER EN LÄNGRE TID

Du behöver inte få i dig mer än en halv tesked om dagen tills du är frisk, men håll på en vecka och håll sedan upp en. När vi sätter in bland annat malört är vi ute efter att döda de parasiter som finns – ägg och larver ska redan vara borta nu via kryddnejlikan.

Svart valnöt är mycket effektiv mot bandmask, springmask, Candida och malaria. Den är också effektiv för att minska sockernivåer, och hjälper kroppen att göra sig av med gifter. Den innehåller tannin som är en organisk jod samt juglandin, juglone och juglandicsyror. Den har använts i århundraden för att avliva olika typer av maskar, inklusive parasiter som orsakar hudirritationer, såsom ringorm. Den syresätter blodet, vilket också bidrar till att döda parasiter. Svart valnöt är en naturlig källa till jod, något som många av oss med kroniska infektioner lider brist på.

VI GÖR VÅR EGEN SVART VALNÖTSTINKTUR

Vi fyller helt enkelt en mörk burk med gröna svarta valnötter och fyller sedan upp burken med vodka (40% alkohol). Vi låter den stå i 3–6 månader och silar sedan bort valnötterna. Du har nu en mycket stark tinktur. Vill du undvika alkohol så använder du den pulveriserade svarta valnöten. Sätt denna direkt, och ta dig an olivbladspulvret med mera i väntan på att din tinktur blir klar. Vad menas med "sätt denna direkt"?

Det finns också svart valnötsolja att köpa online från exempelvis Nuts.com samt svenska Life liner[39].

OLIVBLADSPULVER

Den aktiva substansen här är en fenolförening som kallas oleuropein (utvinns ur bladen av olivträd). Olivblad har använts som medicinalväxt i tusentals år. De är effektiva mot virus, retrovirus, bakterier, spiroketer, rickettsier, chlamydia, svampar, jäst, mögel, protozoer, helminter och andra parasiter.
Cat klo har använts i hundratals år i traditionell folkmedicin för att behandla en mängd olika hälsoproblem. Det har visat sig vara värdefullt mot Crohns sjukdom, gastrit och tarminflammation,

---

[39] http://lifeland.se/ortextrakt/farsk-svart-valnot-50ml/

parasiter, och för att balansera tarmfloran. Det är också en av de huvudsakliga kärnörterna i Stephen Buhners Lyme protokoll.[40]

Förutom de medel som denna kurs lutar sig mot finns även:
Renfana: parasitdödande, bra mot springmask
Aloe Vera: parasitdödande, antiinflammatoriskt
Timjan: parasitdödande
Graviola: bakteriedödande, parasitdödande

PARASITER OCH SVAMP: FÖRA UT DEM

Vitlök är känt för att bromsa och döda mer än 60 typer av svampar och 20 typer av bakterier, liksom några av de mest potenta virus som är kända för människor.

Vitlök dödar också parasiter men framförallt skyddar den mot oxidation till följd av parasitgifter. MEN lär dig hur man upptäcker giftig vitlök[41] eller odla den själv.

Många missar att rensa upp de gifter parasiterna har lämnat efter sig då de "bajsar". Stark, färsk vitlök är A och O i minst 100 dagar för att få bukt med det problemet. Du kan ha den i mat, svälja den hel eller använda mycket vitlökssmör till kött.

Allicin och Ajoene är komponenterna i vitlök som dödar parasiter. När vitlök hackas eller på annat sätt skadas aktiveras enzymet alliinase som omvandlas till allicin. Du når inte samma effekt med vitlök i tablettform med andra ord.
Cascara Sagrada – Sagradabark – stimulerar vågliknande sammandragningar i tjocktarmen.

---

[40] http://buhnerhealinglyme.com
[41] http://holisticlivingtips.com/2016/05/26/garlic-imported-china-filled-bleach-chemicals-heres-spot/

Som sagt: Många missar att eländet ska ut också! Av denna anledning har Cascara Sagrada använts för att hjälpa till att föra ut parasiter med hjälp av dessa vågliknande rörelser i de nedre tarmarna, och den rekommenderas för avlägsnandet. Den har också antivirala egenskaper. Cascara Sagrada anses vara en av de säkraste laxerande örterna, och är användbar för att avgifta tjocktarmen.

Pau d'Arco har också en lång historia i örtmedicin runt om i världen. I sydamerikansk örtmedicin anses den vara sammandragande, antiinflammatorisk, antibakteriell, svampdödande, antiparasitisk och laxerande; den används för att behandla magsår, syfilis, urinvägsinfektioner, gastrointestinala problem, candida och jästinfektioner, diabetes, prostatit, förstoppning och allergier. Den är också en kraftfull antioxidant.

Andrographis är en ört som används inom Ayurveda, den gamla indiska läkekonsten. Både färsk och torkad Andrographis har använts i stor utsträckning som traditionella lösningar och som läkemedel för leversjukdomar, barns tarmproblem, koliksmärta, fall av allmän svaghet och efter feber. Den används också som magmedicin, antihelmintiska, antiperistaltic, och kramplösande. Vi använder den mot vår allmänna svaghet.

ÖRTER EFFEKTIVA MOT PARASITER

De är också mycket användbara för behandling av många virus, bakterier och svampar inklusive candida. Örter, var och en med unika spektrum av antimikrobiella egenskaper, innehåller ett brett spektrum av kemiska föreningar som riktar, undertrycker och/eller dödar mikrober på olika sätt.

Droger har visat begränsad framgång och tär hårt på lever, njurar och tarmbakterier.

Luta dig även mot ericbakker.com vid knepiga fall.

PARASITER OCH SVAMP; BYGG UPP

Vi städar hemma och vi städar även datorn men tarmen …
Har du parasiter ska du slutligen göra en tarmrening för att bli av
med det plack som lätt sätter sig i tarmsystemet om man levt
"fel". Där älskar parasiter att hålla till. Du kommer dessutom att
må bra av det även om du nu har lyckats ta livet av alla parasiter.

Kaffelavemang anses vara bra för avgiftning av levern då det
stimulerar gallproduktionen så att levern får hjälp med att föra
bort gifter via gallan. Studier har även visat att kaffelavemang
ökar det enzymsystem som tar bort toxiner i levern när du intar
lavemanget. Blodet passerar även levern med toxiner (hela
kroppens blod passerar genom levern ca var 3 minut). Toxinerna
förs sen ut via gallan.

Köper du små yoghurtar/drickor med tillsatta bakterier? Äter du
probiotiska tillskott från apoteket eller dylikt? Du kan göra dig
själv en stor otjänst! Förhållandet mellan bakterierna i magen är
väldigt komplext. Länge har ju lactobacillerna och acidofilus
ansetts som de "goda" bakterierna, men det räcker inte riktigt att
se det så. Skälet är att dessa delas in i stammar, och det spelar
stor roll från vilken stam respektive bakterie kommer. Boken
"Magstarkt" rekommenderas för den som har problem med
magen.

När du anser att du är fri från parasiter hjälper vi tarmsystemet.
Tänk inte quick fix … det fungerar aldrig ändå. Se till att äta
naturell yoghurt, surkål, cheddarost, parmesan, mozzarella,
kvarg, A-fil.

Använd en diet av färska grönsaker, frukt och juice för att återfå din hälsa. Håll dig till en diet av naturliga livsmedel för att fylla på näringsämnen i ditt system.

ISTÄLLET FÖR FRUKOST I TRE VECKOR

Vecka 1: 1 matsked linfrömjöl och 100 ml kefi
Vecka 2: 2 matskedar linfrömjöl och 100 ml kefir
Vecka 3: 3 matskedar linfrömjöl flour och 150 ml kefir

Linfrömjöl säljs ofta av t.ex. www.rawfoodshop.se-

Undvik parasiter genom att tillaga allt kött noga liksom fisk och skaldjur.

Använd en stektermometer för att vara säker. Tvätta händerna med tvål och vatten efter att ha använt toaletten eller om du har kommit i kontakt med djur.
Tvätta alla dina grönsaker innan du äter dem.

Gå inte barfota på gårdar eller områden där det kan finnas djuravföring. Fundera på hur du ens fick parasiterna, lär av det! Jag skulle exempelvis aldrig i livet äta rå fisk på någon krog i Stockholm ...

PARASITER OCH SVAMP, RIKTIGA MONSTER

Det kan tyckas udda att ta upp följande monstersjukdom här.
Men jag gör det därför att den kommer att öka i Sverige. Det är
inte många vårdcentraler som kan ställa diagnos – jag kan
sjukdomen på mina fem fingrar.

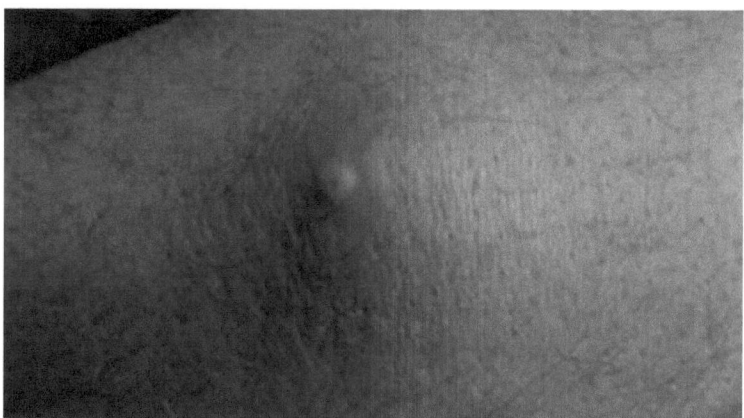

Det första du ser är detta lilla "myggbett", förutom att du är sjuk,
svag, yr.

Jag själv hade Leishmania. Den är 100 % dödlig och det finns
ingen naturmedicin som tar den, utan man får gå på med rena
Roundupen. 10 % dör av behandlingen, 25 % får diabetes som
ett brev på posten efteråt. Jag personligen är glad över att jag ens
lever. Den sprids via blod och via sandmyggan och den finns
runt hela Medelhavet – använd myggspray! Bo inte direkt vid
stränderna!

När jag hade den bloggade jag om saken, och det dök upp bra
många läsare som hade sjukdomen, men vårdcentralerna hade
inte satt rätt diagnos. En kvinna som kontaktade mig hade redan
fått halva vaden uppäten.

Man säger rent allmänt att den "inte finns" i Sverige. Men det ska man ta med en nypa salt för den kommer hit nu bland annat med människor från Syrien. De som ger blod testas inte, och vi reser som skottspolar till Medelhavsländerna.

De som har lågt D-vitaminvärde och de som har svagt immunförsvar riskerar att åka på den. Det är därför den kallas för "de fattigas sjukdom", alltså de som har näringsbrist, och det har vi ofta.

"Leishmaniasis är benämningen på infektionssjukdomar orsakade av Leishmania-parasiter. Dessa infektioner är orsak till betydande sjukdomsbörda i många tropiska och subtropiska länder men har trots detta tidigare sällan uppmärksammats i västvärlden och benämns därför av WHO som en bortglömd sjukdom. Det finns inget entydigt svenskt namn på denna sjukdomsgrupp, "orientböld" har dock använts som en beskrivande term."[42]

Skäl nummer två att ta upp även denna udda djävulssjukdom är att påpeka nogsamt och tydligt att man inte leker med parasiter! Man ser till att bli av med dem!

Den skada parasiter gör inne i kroppen, som du inte ser, är allvarlig! Leishmanian har den (enda) fördelen att man faktiskt ser den samt att det påstås att man blir immun mot den om man haft den och lyckats brotta ner den. De mer vanliga parasiterna ser du aldrig – inte innan de åker ut – men det betyder inte att de inte är enorma marodörer. Det inser vi då vi läser symtomlistan som alltså försvinner när du är ren:

---

[42] https://www.internetmedicin.se/page.aspx?id=1797

KAN DU DEN NU ?

10 symtom om man har parasiter:
Trött, utmattad, depressiv eller med känslor av apati
Lös i magen ofta
Problemhy: torr hy, eksem, klåda, sår, "konstig" hy
Humör- och ångestproblem som humörsvängningar, nervositet,
depression, glömska, rastlöshet och oro
Sömn- och insomningsproblem, tandagnisslan, svettningar och
störd sömn
Vikt- och aptitproblem, fetma, "gravidmage", konstant hunger
och oförmåga att gå upp eller ner i vikt
Smärtor i kroppen inklusive musklerna; kramper, smärta i händer
och fötter samt i leder
Diagnosen lågt järnvärde och anemi
Svårighet att bli gravid, PMS, urininfektioner,
menstruationsproblem, prostataproblem
IBS är ett tecken på parasiter

Kan du symtomlistan nu? Då är du rätt unik.

HJÄLP DINA VÄNNER OM DET ENS GÅR

När du kan symtomlistan avseende parasiter i sömnen kan du också mer eller mindre rädda livet på vänner och bekanta därför att det, som jag redan har visat, är svårt att få en parasitdiagnos i Sverige anno 2018.

Det kan ibland vara lättare sagt än gjort att hjälpa partners, barn, arbetskamrater, släktingar, vänner och bekanta därför att de kan vara inne i en samtalsterapi och tror helt och hållet, fullt och fast, att de lider av "psykisk ohälsa". De har alla tecknen man ska ha om man lider av "psykisk ohälsa": rastlöshet, ångest, oro och svårt att koncentrera sig.

För att bli av med denna deras "psykiska ohälsa" har de börjat säga upp bekantskapen med alla "negativa", och dit räknas nog du om du kommer dragandes med parasitkunskaper.

Många blir givetvis väldigt glada då de förstår att de kommer att befrias, eller som redan är det, och det vill man berätta för hela världen. Blir åhörare osäkra, och frågar på vårdcentralen, är det fullt möjligt i dagsläget att de får veta att du är svårt psykiskt sjuk som tror att du har parasiter.

Därför ska du ta din egen avgiftning av parasiter och svamp på blodigt allvar! Plugga, skaffa dig överblick och fatta beslut.

När omgivningen sedan undrar hur det kommer sig att du ser tio år yngre ut, sover gott om nätterna och aldrig känner dig stressad, får du peka på den här boken och säga:

"Jag är parasitfri!"

GÄVLEMANNENS LÖGNER ÄR "NORMALA"

Som du kanske minns blev jag inlagd på Karolinska av SOS Köpenhamn, och en remiss skrevs i mitt hemlän inför efterföljande besök. Jag blev uppringd av chefsläkaren i hemlänet – som inte frågade hur jag mådde men klämde ur sig att hans sjukhus "också tycker att det är kul med Leishmania[43]".

Jag hade vårdskadats svårt där tidigare, och även om man numera inte får operera där alls utan att först genomgå drogtester är jag mycket rädd för dem. Det sa jag inte till honom. Jag höll mig till att Karolinska redan hade börjat. Vi ska inte glömma bort att det var SOS Köpenhamn som bestämde det: Karolinska!

Tropikdoktorn på Karolinska hade alltså redan börjat, och slutligen sa mannen i Gävle att han skulle skriva remissen som krävdes. Han skulle tala med Karolinska om sjuktransporten eftersom han förmodligen förstod att jag var mycket sjuk.

(Det kostar inte Gävleborg mer att hämta mig i Västmanland än att skicka mig därifrån till Karolinska. Det kostar mindre eftersom det är 30–35 mil till Gävle och "bara" 15–16 till Solna.)

JAG TOG TÅGET

När remissen sedan visade sig på mina hälsosidor online – han drog på det så länge han kunde, i ett och ett halvt dygn, så att parasiterna skulle få äta lite extra på mig – hade han kryssat i precis alla rutor som finns för att markera att patienten själv hade begärt Karolinska. Då får man ingen sjuktransport alls – givetvis inte.

Men det var inte vad han sa till mig ... och är det verkligen jag själv som har valt Karolinska när SOS Köpenhamn skickar in

---

[43] https://en.wikipedia.org/wiki/Leishmania_donovani

mig där med huvudet före? Det här kan aldrig hända i ett friskt land Det finns inte på kartan att en man skulle agera på det viset – hämnas – på exempelvis Cypern, för då är du ingen man.

Asiater överhuvudtaget är rädda för att "tappa ansiktet", och det gör man ju om man ljuger. Utöva HÄMND mot en sjuk kvinna – nej, det skulle ingen där göra.

Nu har jag för lite att gå på, men hans flackhet, med vilken enkelhet han ljög, hämnden, den passiva aggressiviteten … nog luktar det aktiv alkoholist alltid. Det finns väl många, många skäl till att läkarna drogtestas på just det sjukhuset idag? Det har givetvis hänt massor innan det beslutet togs.

Läkartidningen har meddelat att det pågår en stor vårdkris, och jag kan bara instämma. Jag hör de mest häpnadsväckande historier hela dagarna eftersom jag driver utmattningsskolan.se sedan den 27 juli 2016.

GESCHÄFT ÄVEN INOM HANDELN

Jag har tidigare nämnt att man i USA plötsligt anser att miljoner människor har parasitinfektioner. Det leder ofelbart till att denna målgrupp blir lönsam även för bedragare.
Dr. Hulda Clark är en världsberömd parasitkunnig, vars recept används över hela världen, och jag såg produkterna även i Indien. Man ska bara vara säker på att det inte handlar om kopior. De äkta varorna innehåller kryddnejlika, malört och svart valnöt. Och om man köper kryddnejlikan själv har man koll på att det verkligen är kryddnejlika och inte en piratburk med Dr Clarks namn.

Ägarna av varumärket Dr Clark säger:
Tänk dig för innan du köper ANDRA märken som är märkta med doktor Clarks namn, speciellt till utförsäljningspriser och med rabatt. Dessa produkter är med all sannolikhet tillverkade i

en tillverkningsanläggning som tillhör en underleverantör med begränsad eller obefintlig förståelse för doktor Clarks renhetsprotokoll. Dessa anläggningar använder vanligtvis tillsatser vid tillverkning.[44]

HUR MÅNGA HAR PARASITER?

Många tror inte att parasiter är speciellt vanliga i kroppen och att de bara finns i de fattigaste länderna i världen, men enligt världshälsoorganisationen WHO lever dessa organismer i 3 000 miljoner, dvs. i tre miljarder, personer i världen.

Den som kommer till ett svenskt sjukhus och anger "ångest" som ett symtom lär skickas till psyket, och den som har järnbrist får järnmedicin, men det är bara symtom. Du blir inte frisk innan parasiterna är döda och ute och det första du måste lära dig själv är symtomlistan.[45] Läs igenom artikelns symtombeskrivning, och häpna över likheten mellan dessa symtom på parasiter och "utmattning", för att inte tala om hur man brukar beskriva "psykisk ohälsa".

Men det är inte bara i handeln du kan råka ut för utnyttjare. Jag lyssnade på en KBT-terapeut, som hade samlat på sig miljoner på banken, som sa mig att hon visste att deras metoder inte biter på "utmattning". Ändå fortsatte hon, och fakturerade Landstinget. Men, det är sant som hon sa, man kan inte prata omkull parasiter och inte heller mögeltoxiner eller metaller.

De flesta får i sig parasiter genom kontaminerat vatten eller kontaminerade livsmedel, men det finns även andra

---

[44] http://drclarksweden.com
[45] https://stegforhalsa.se/9-symptom-som-visar-pa-att-du-har-parasiter-i-kroppen/

överföringssätt. När de har kommit in i kroppen fäster de sig i tarmarna och orsakar en rad symtom som försämrar hälsan.

En del av dem kan livnära sig på röda blodkroppar, vilket orsakar anemi. De kan även livnära sig på den näring vi får i oss, vilket leder till näringsbrist och ångest. Det kan också leda till att kroppen inte orkar göra sig av med ackumulerade gifter.

JAG FÖRSÖRJDE MINA I FÖRMODADE TVÅ ÅR

Sedan började de krypa ut genom huden och upptäcktes. Vården hittar dem inte för de letar inte alls efter parasiter eftersom de "inte finns".

Jag kan garantera att man blir ohyggligt sjuk, och får "utmattningssyndrom", som det stod i mitt läkarintyg. Var öppen för att leta efter din förgiftningsrot precis "överallt" tills du har hittat den!

Du blir inte frisk utan att roten hittas och elimineras! Är det inte parasiter och/eller mögel är det ofta metaller, är vår erfarenhet.

Det säger sig självt att man inte kan bli frisk innan man hittar roten. Symtombehandla löser inga problem.

"UTMATTNING" ÄR ETT LARM SOM GÅR

Många inom UMS har lyssnat på en professor och forskare som meddelar vad vi inom UMS redan vet: att "utmattning" är ett symtom, och inte en sjukdom, och bakom kan det ligga hur mycket som helst. Vi använder oss av laboratorier i Tyskland och USA eftersom Sverige inte vill eller kan utreda.

Någon enstaka medlem har fått hjälp på sin vårdcentral, och sist var det en blyförgiftad person som fick ta blyprover. Utmattningsskolan.se har också ett samarbete med en klinik i Stockholm som kan testa.

Vi har verkat sedan juli 2016 och har medlemmar som har hittat alla möjliga förgiftningar: allt från mögel-, nickel-, koppar-, aluminium- och uranförgiftningar till borrelia, twar och parasiter.

För att bli frisk måste man hitta sin förgiftningsrot, och eliminera den, och innan det sker blir man i allmänhet bara sjukare och sjukare.

Doktorns målsättning är att få ett slut på konsekvenserna som har sin rot i en inflammation i hjärnan och som ger hjärndimma. Den vi bekämpar via UMS bok "Utmattad – Fri från hjärndimma".

Doktorn som uttalar sig om att all utmattning ska "ses som ett larm som går" är skolmedicinare och har följande utbildningar:[46]
BA, Maryville College, Psychology
PhD, University of Tennessee, Experimental Health Psychology
Postdoc, Arizona State University, Pain Psychology
Postdoc, Stanford University, Pain Neuropharmacology

---

[46] https://www.youtube.com/watch?time_continue=1768&v=PjEggfixxoM

Vi får alltså hämta kunskaper utifrån och sedan bota oss själva. Den första medlemmen i Utmattningsskolan.se var jag själv, och jag berättade hur jag hade gjort med hjälp av indiska läkare. Några vågade pröva min väg och idag är vi över 3 200 medlemmar.

Som nämnts vid upprepade tillfällen: om du ringer vårdcentralen och säger att du tror att du har parasiter blir du inte trodd. Därför avslutar jag denna bok med att låta återställda tala ut. De blir oerhört viktiga ambassadörer som handfast kan vittna om att de dels hade parasiter, dels hur bra de började må när parasiterna avlivades.

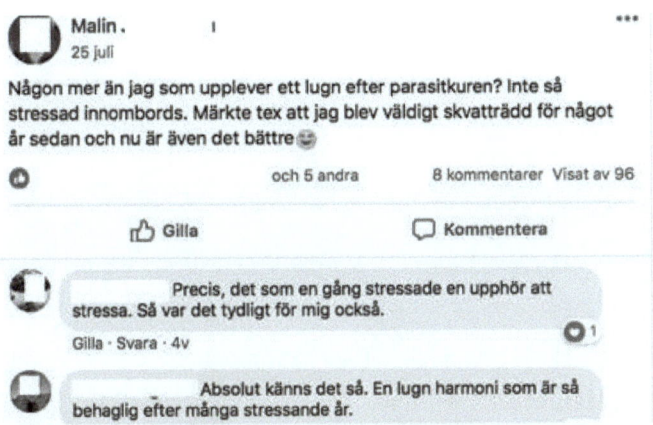

När du har avlivat dina parasiter, och det är inte speciellt dyrt eller ens svårt, kommer du förmodligen att säga som vi andra gör: Varför erkänner man inte parasiter i Sverige? Inte ens då folk kommer med dem i en glasburk! Hur kan man låta människor vara sjukskrivna i tio, femton år, kalla det mesta för "psykisk ohälsa" och trycka i dem psykofarmaka år efter år efter år?

Humanitär stormakt?

BERITH ROTH ÄR PÅ RÄTT VÄG

UMS-medlemmen Berith Roth har talat ut i Haparandabladet om sin utmattning och om UMS. När jag startade UMS hade jag inga planer på att samla återställdas berättelser men det kom rätt snart att bli nödvändigt.

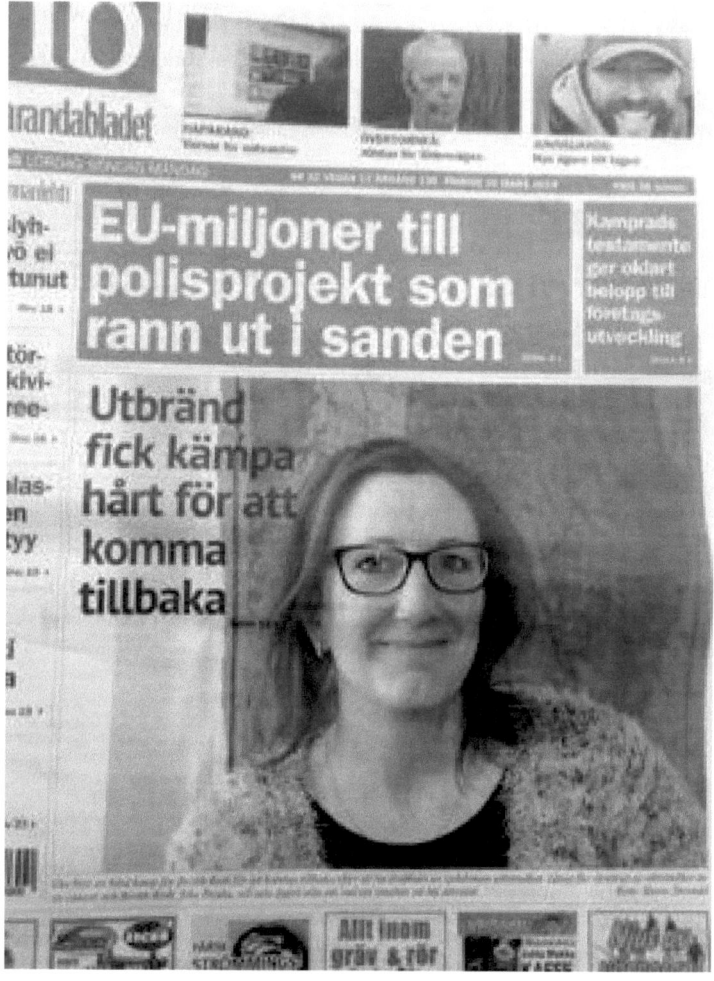

Nya medlemmar behöver det stöd som de äldre ger i deras egenskap av förebilder eftersom ett vanligt bemötande är just:
- Har inte du vilat klart snart?

En vanlig insats är motion och stresshantering men inget av det dödar parasiter eller t.ex. mögeltoxiner.

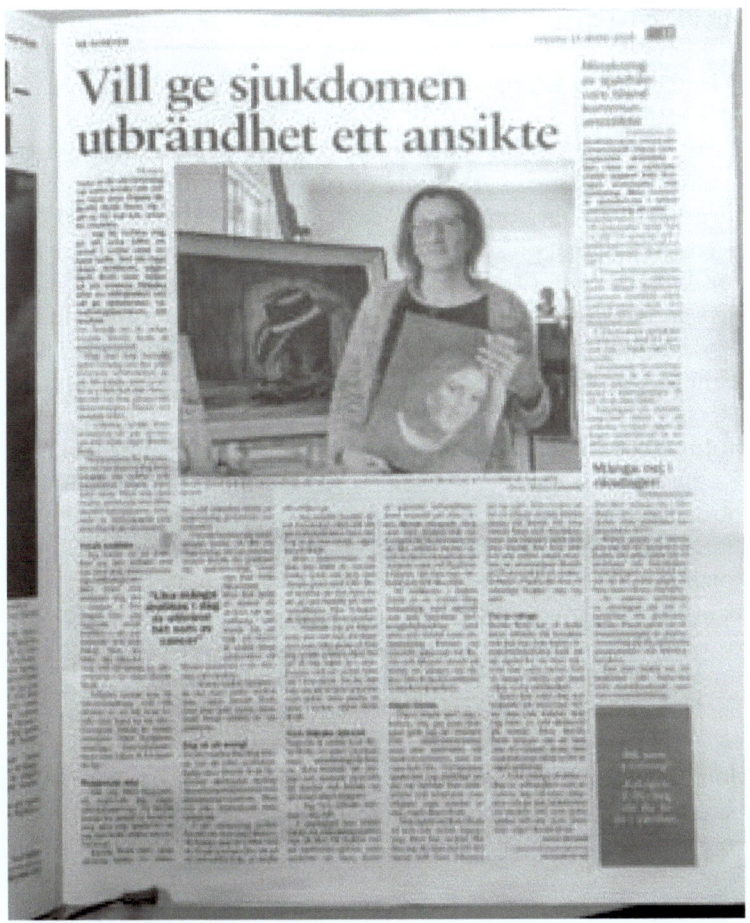

ALLAS VÅRT MÅL ÄR ATT VÄNDA TANKBÅTEN

Det är så att vi måste leverera friska, många tusen kanske, innan tankbåten kan vändas från "det är psykisk ohälsa" till "bäst vi utreder för det kan vara väldigt mycket; mögel, parasiter, kopparuran-förgiftningar, aparta virus".

Ellinor är i trettioårsåldern och har hela livet framför sig, och det ser ut som om hon kommer att klara av att göra sig själv frisk:

"Jag börjar bli återställd!
Har kämpat med mögel, EBV, hormonella obalanser, näringsbrister, parasiter, aluminium, koppar och uran som rötter. Gjorde en tidslinje över mitt liv de senaste åren där jag kunde identifiera hur allt började och när jag drabbades av vad. Har även gjort flertalet tester som bekräftat mina rötter. EBV fick jag för ca 5 år sedan. Därefter blev mitt immunförsvar kraftigt nedsatt och när jag började äta sämre och stressa mer (gick in i en destruktiv relation och hade alldeles för mycket annat att stå i samtidigt) var kroppen inte alls rustad för att hantera det ...
Stressen i kombination med en hormonspiral ledde till hormonella förändringar som ökade koppar i vävnaderna. Kopparn stressade kroppen ännu mer och ledde till ytterligare obalanser. Aluminium fick jag i mig via vaccinationer och uran finns naturligt i dricksvattnet här i Sverige. Sommaren innan jag totalkraschade bodde jag i en mögeldrabbad stuga och parasiterna har jag väl fått från att ha badat i diverse sjöar, vikar osv som naturligt innehåller parasiter (har man nedsatt immunförsvar kan de slinka ner i tarmen och invadera den naturliga floran).

Som min kropp har kämpat, på flera olika håll. Jag har varit helt slut, fått allergiska reaktioner, ångest och paniksyndrom, känt mig otroligt deprimerad och omotiverad. Haft ont i kroppen. Drabbats av eksem och problem med sköldkörteln. Nu förstår jag varför och hur allt hänger ihop! I 2 år har jag nu jobbat med att komma tillbaka till livet. Och med hjälp av skolans metoder och lite egna tillägg har jag nu kommit så långt att jag återigen pluggar heltid med goda resultat, jag ska jobba heltid i sommar och jag har till och med börjat träna igen – på gym! Jag kan springa och lyfta vikter utan att kräkas eller svimma. Jag blir inte sjuk dagen efter ett träningspass och jag har bättre immunförsvar än jag haft på flera år. Den största vändningen för mig kom när jag lämnade min destruktiva relation. Stressen från en sådan ska man inte underskatta och det går inte att bli frisk om systemet fortsatt är stressat, oavsett hur mycket guldmjölk man dricker. Emotionell stress är en kraftfull patogen – kropp och psyke hänger ihop!

Hoppas detta kan ge lite positiv energi och hopp till er som fortfarande mår väldigt dåligt."

Det går att läka sig själv och komma tillbaka.

Källa: utmattad.net

LOTTA HELLÉN PIGGNAR PÅ SIG

Framsteg sedan mitten av september i fjol:
– Hjärndimman försvann efter ca 6 veckor.
– Betydligt bättre sömn efter ett par månader.
– Stressen/ångesten är nästan borta.
– Undan för undan mer ork och energi. Den enorma tröttheten började ge med sig efter att jag hittat några av mina rötter (parasiter, candida, mögel).
– Slut på gallblåse- och leverbesvär.
– Sköldkörteln bättre (mera ork).
– Levnadsglädjen, tålamodet och inspirationen börjar komma tillbaka.
– Ledvärken bättre (har kunnat återuppta min hobby att rida igen).
– Ljudkänsligheten och tinnitus minskat. Orkar höra på musik igen och behöver inte konstant säga till mina barn att vara

tystare.

– Som bonus har jag gått ner 15 kilo i vikt, vilket är en stor lättnad det med.

– Börjat arbeta halvtid.

Jag fortsätter på samma vis tills jag är helt återställd och frisk. Lycka till & kämpa på alla nya och gamla UMS:are!

Källa: utmattad.net

Om nu de som har parasiter har problem med att få hjälp är det intet mot de mögelförgiftade, och om dem kan du läsa mer i min bok "Mögelförgiftad" om du känner igen dig:

SYMTOMLISTAN FÖR MÖGEL

Andningssvårigheter: känslighet i halsen, andfåddhet, du flåsar för ingenting.

Sinus: bihålorna känns trånga, näsan rinner, du känner ett tryck och smärta och har ofta huvudvärk.

Psykiska reaktioner: ångest, panik, "konstiga tankar", slöhet, depression, disassociation, du hör röster.

Matsmältningsproblem: halsbränna, tarm- och matsmältningsbesvär.

Synen: du har suddig syn, svårighet att fokusera, kliande ögon, rödsprängda ögon.

Hud: klåda, stickningar, domningar, utslag, sår som inte läker.
Neurologi: domningar, som elstötar som går ner i benen.

Hjärnan: brist på koncentration, oförmåga att utföra uppgifter, minnesproblem, hjärndimma.
Kroppen: ledsmärta, muskelstyvhet, muskelsmärta, förlust av styrka, ödem, du fryser hela tiden, förhöjda levervärden.

Udda symtom: konstig smak i munnen, vaknar ofta under natten för att kissa, nattsvettningar, tolererar inte mediciner, kemisk känslighet, mat du plötsligt inte tål, hormonobalans, hjärtklappning, sömnlöshet.

Inom Utmattningsdskolan har många haft såväl parasiter som mögel. Det sistnämnda förstör immunförsvaret och då tar parasiter över.

EN DEL HAR VARIT SJUKSKRIVNA I FEMTON ÅR

Medlemmen nedan började med att meddela sin grupp för långtidssjukskrivna – Veterangruppen – att hon nu är på gång:

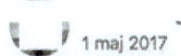

...

1 maj 2017

Känner mig starkare, piggare och mera harmonisk än på många många år (utmattningsskolan 5,5 månader). Idag på 1-maj festligheterna träffade jag 3 olika personer, som samtliga knappt kände igen mig, de sa alla; men va du ser pigg, fräsch och välmående ut, som om du vore 10 år yngre. Wow!!! Så glad och enormt tacksam att jag, som så många år varit så trött, kraftlös och nedstämd, nu får må såhär bra. Börjar jobba om 3 veckor och det känns lugnt och bra. Börjar förstås jobba deltid.

Så ge inte upp även om det kan kännas hopplöst och tröstlöst ibland. Även vi långtidssjuka kan bli friska när vi hittat och fått bort förgiftningsrötterna. Och när näringen börjar tas upp av kroppen får man nytt liv. Stor kram till er som känner ni behöver det idag 💜 ❄ 💜

De andra ville veta mer och vår medlem skrev:
”Gluten (läckande tarm) och parasiter som gett svår näringsbrist var nog största boven i mitt fall. Jag slutade med gluten och

socker p g a svår trötthet/depression/panikångest redan förra sommaren (före jag ens visste om Utmattningsskolan).
[...]

Började Utmattningsskolan i november. Ännu vid jul hade jag kraftig undernäring. Trots hemlagad näringsrik kost ca 6 mån var jag så trött, jag behövde bygga upp min kropp med mycket mera näring. Guldmjölken tog hjärndimman på ca 6 veckor (jag klarade inte ens av att förstå receptet och hur jag ens kom in på mina kurser i början). Min man fick hjälpa mig."

Det som medlemmen talar om är en av UMS drycker kallad "Guldmjölk"[47] som botar människors hjärndimma i 9,9 fall av tio.

Vår tillfrisknande medlem skriver vidare:

"Parasiterna kan ha kommit när jag som 4-åring fick en kraftig magsjuka i samband med ett sommarbröllop. Över natten fick jag kraftigt kliande eksem på armar och ben som jag sedan dess haft i alla år (otaligt många kortisontuber och krämer har jag använt som tillfälligt har lindrat men aldrig hjälpt). Jag har fått höra att jag får lära mig att leva med eksemen.

Men nu med Utmattningsskolans metoder har de nästan helt försvunnit och nu har jag mest bara torr hud kvar. Jag gör nu parasitkuren för att verkligen helt få ut de oönskade varelserna."

[...]

"Jag har följt skolans schema med guldmjölk exakt varje dag, jag har gjort skolan till den viktigaste sysslan alla vardagar (som min arbetsträning), har läst allt, provat de metoder som känts rätt för mig, tittat på alla videor."

[...]

---

[47] https://utmattningsskolan.se/gm/

Tror stenhårt på bred avgiftning som Utmattningsskolan förespråkar. Jag känner mig frisk nu, men som Lena säger, jag tar det lugnt! Jag har ju varit sjuk så länge, så kroppen behöver tid. Motionerar lugnt med hundpromenader och frigörande dans, inget gym ännu trots att jag känner att jag skulle vilja. Har krafter kvar när kvällarna kommer, något jag inte haft sedan före barnen föddes, alltså på över 25 år. Wow!!! Tack Lena och alla som inspirerat mig att få hälsan tillbaka. Nu gör jag klart parasitkuren, och ser allt bra ut, då tar jag examen."

Jag själv som hade parasiter vet att det är så, att när rotorsaken till att man är sjuk är hittad, eliminerad ur ens liv, och kroppen får rätt hjälp att reparera sig, blir man givetvis frisk.

Ett symtom är att man faktiskt inte kan tänka, inte räkna heller, och jag själv fick veta att jag var stressad av arbetsskäl. Det ledde till att jag snabbt gjorde mig av med alla mina jobb. För att slippa Försäkringskassan, som med stor sannolikhet aldrig hade gått med på att jag skulle bli botad i Indien, tog jag ut en tidig pension samma dag som jag fyllde 61 år.

Man kan, utan att överdriva, påstå att det har kostat miljoner enbart för att utmattning anses vara psykisk ohälsa skapad av sociala, psykiska eller arbetsrelaterade skäl. Jag trodde givetvis på vad man sa mig. Stressad var jag absolut! Kroppen blir extremt stressad av parasiter … och mögel … eller av kopparförgiftning och andra metaller.

Medlemmens erfarenhet visar oss att det inte spelar någon roll om man har varit sjuk i 25 år eller som hon själv i 10 år. Medlemmen ovan skrev också att omgivningen upplevde att hon ser tio år yngre ut.[48] Jag uppmanar alltid sjuka att ta foton före och efter, och en hel del finns i vår domän www.utmattad.net

---

[48] https://utmattningsskolan.se/2017/12/16/rakna-med-att-du-forandras-kraftigt/

där vi samlar återställda. Ibland uppstår känslan att sjuka har blivit inte bara tio utan trettio år yngre.

Jag själv kände mig som 75 år då jag var sjuk, och efteråt gissade många att jag var 48-50 år då jag i själva verket var 65. Sjukdom tär, kan vi väl enas om?

TA DIG UR DIN!

Du börjar med att få ut de vuxna djuren snabbt med saltflushen, honung och getmjölk, och sedan ger du dig på ägg och larver och upprepar tills du känner att du är frisk igen. Man känner det ganska direkt eftersom man får behålla näringen för sig själv. Jag tror inte att jag behöver uppmana dig att rensa parasiter då och då; vi som är parasitmedvetna gör det med automatik. Jag önskar inte min värsta fiende parasiter. Det är en extremt obehaglig situation, och speciellt för de som aldrig ens utreds. De får gå med sina parasiter år efter år och de får psykofarmaka, arbetsträning, psykologutredningar och tvingas inte sällan att motionera.

Det var först då jag hade startat och drivit UMS i något år som jag förstod hur enormt lyckligt lottad jag själv varit som kom med ett provsvar som visade att jag hade parasiter.

Den stora styrkan inom Utmattningsskolan är att de är många som har samma symtom, som får samma resultat och som delar med sig av sina erfarenheter vilket leder till att de vårdcentraler eller läkare som säger sig inte hitta något alls blir bisatser och oviktiga. Jag antar att det är vad Läkartidningen menar med att vi har en vårdkris?

Jag tror inte att jag behöver uppmana dig att rensa parasiter då och då; vi som är parasitmedvetna gör det med automatik.

En gång aldrig mer en parasitsjukdom!

Wiola Helgelin Hald   den 24 augusti 10:31
När man tänker på hur vårdcentraler, FK och andra s.k. "vårdande"
instanser, behandlar människor med förgiftningssymptom och/eller
parasiter så blir man så FÖRBANNAD 😠 Allt ska psykologiseras!
Jag blev sjuk den 28 februari 2000 - jag har alltså varit sjuk i över 18
år!?
Är ff halvkass, men mår numer så pass bra att jag orkar med vardagen
något sånär.
Tänk vad det svenska samhället förlorar både ekonomiskt, och
mänskligt, på att styvnackat tro att vår sjukvård är den bästa, att
mediciner och piller botar allt och att endast symptombehandla allting!

BOKENS DOMÄN
Utmattningsskolan.se hittar du på Internet och varje bok som
har producerats har en egen hemsida.

Utmattad – www.utmattad.net
Sömnlös – www.sömnlös.com
Mögelförgiftad – www.mögelförgiftad.com
Parasitfri – www.parasitfri.com

Som bokläsare är du också välkommen till vår
parasitsupportgrupp på Facebook
https://www.facebook.com/groups/492968727711434/

Där kommer upp frågor, och du ska skriva den här bokens sista
mening för att bli insläppt. Har du inte Facebook kan det nog
löna sig att skaffa ett i ett figenerat namn, om du nu vill vara
anonym på Internet, därför att supportgruppen är viktig.

Den sista meningen i denna bok är:
Lycka till!